Demenz – So werden und bleiben Angehörige stark

Danke für die wundervolle Inspiration und Begegnung an jene Menschen, die an Demenz erkrankt sind und deren Angehörigen. Sie alle waren und sind meine grösste Motivation jeden einzelnen Tag des eigenen Lebens bewusst zu lieben, zu erleben, zu lernen, zu verarbeiten, zu erkennen und seelisch zu wachsen.

Thank you meinem wunderbaren Ehemann und meinen drei Kindern, die in Liebe und voller Überzeugung stets an mich glauben.

Meine Dankbarkeit richtet sich auch an diejenigen, welche mich engagiert beim Entstehen dieses Buches unterstützten.

Die besten und schönsten Dinge
in dieser Welt können nicht gesehen,
ja nicht einmal gehört werden,
denn die fühlt jeder mit seinem Herzen.

Karin Fahrni

Demenz – So werden und bleiben Angehörige stark

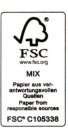

Bibliografische Information der Deutschen Nationalbibliothek:
Die Deutsche Nationalbibliothek verzeichnet diese Publikation in der
Deutschen Nationalbibliografie;
detaillierte bibliografische Daten sind im Internet über
http://dnb.d-nb.de abrufbar.

© 2015 Karin Fahrni
Satz, Umschlaggestaltung, Herstellung und Verlag: BoD – Books on Demand
© Bild vordere Umschlagseite: Romolo Tavani; www.fotolia.com
© Bild hintere Umschlagseite: Andrea Danti; www.fotolia.com
ISBN: 978-3-7357-0607-2

Inhalt

Herzlich willkommen,	7
Demenz ganzheitlich betrachtet	9
Demenz – ja oder nein?	12
Veränderungsprozess für die Angehörigen	15
Veränderung aushalten	18
Neue Kommunikation	20
Alltägliche Anrede	25
Gesunde Abgrenzung	27
Hände weg von erzieherischem Verhalten	31
Würde schenken	34
Notwendigkeit des Rückzugs	36
Angehörige sein – keine Pflegekraft	39
Aggressionen	41
Mitgefühl ohne Mitleiden	46
Abschied	48
Humor und Lachen	50

Betreuungs- und Pflegeformen	52
Beeinflussung durch die Gesellschaft	54
Hilfe zur Selbsthilfe	57
Über die Autorin	59

Herzlich willkommen,

liebe Angehörige und Interessierte, zu einem etwas anderen Blick auf das Thema Demenz! Ich beleuchte im Folgenden besonders Ihre anspruchsvolle Rolle und biete Ihnen eine ganzheitliche Betrachtungsweise an, damit in Ihrem Alltag eine positive Veränderung entstehen darf, eine Veränderung hin zum entspannten und liebevollen Miteinander – trotz der Diagnose Demenz.

Jede Familie und Lebensgemeinschaft ist einzigartig. Dies ist sicherlich der Hauptgrund dafür, dass unsere Gesellschaft, das heisst in diesem Fall vor allem die Ärzte und die Institutionen, aber auch das gesamte Umfeld, die Angehörigen mehr oder weniger alleine machen lässt. Diese bleiben auch mit ihren vielen Fragen oft alleine, und es entstehen grosse Unsicherheiten, welche die eigene, persönliche Überforderung begünstigen.

Unzählige Beiträge in Zeitungen, Zeitschriften und im Fernsehen haben diese Krankheit bereits thematisiert und über einzelne Schicksale und Betreuungsangebote für Kranke berichtet. Dabei wurde und wird immer wieder festgestellt, dass diese Krankheit für die Angehörigen (sofern solche vorhanden sind) richtig schlimm sei … Diese verständnisvolle Feststellung mag kurzzeitig tröstend sein. Doch die Frage bleibt: Wie schaffen es die Ehefrau oder der Ehemann und die Kinder (die meistens schon erwachsen sind), den Alltag mit dem erkrankten Angehörigen sowie den Verlauf seiner Krankheit emotional gesund zu erleben?

Auf diese Frage möchte ich Ihnen Antworten geben – anhand von konkreten Praxisbeispielen, direkten Hinweisen und ab und an einer Prise Humor. Ich lade Sie als Angehörige ein, voller Mut und Zuversicht Ihren ganz persönlichen Weg zu gehen. Die erste und heilende Veränderung ist: Hinschauen – anstatt wegschauen!

Demenz ganzheitlich betrachtet

Zu Beginn möchte ich festhalten, dass der Mensch mehr ist als sein Körper. Er ist auch ein seelisches Wesen, er spürt, fühlt und erlebt sein Leben – wobei der Ausdruck dieser Gefühle wiederum nicht ohne den Körper möglich ist. Religiöse Ansichten sollen hier bewusst ausgeklammert werden; wir wollen den Blick auf das seelische Wachstum und die innere Entwicklung des Menschen richten.

Medizinisch wird die Krankheit Demenz in viele verschiedene Formen, Gruppen und Stadien eingeteilt. Dies hilft uns zu verstehen, was überhaupt passiert, und macht das Geschehen fassbarer für den Verstand. Zugleich fordert die Vielfalt dieser Krankheit die Angehörigen auf, ihren ganz persönlichen Weg in der Situation zu finden und zu gehen. Jede Familiensituation ist einzigartig, und jedes Familienmitglied ist mehr oder weniger bereit, den Wandel, der durch die Krankheit gefordert wird, anzunehmen.

Wenn es darum geht, hinzuschauen und zu akzeptieren, dass der geliebte Mensch nicht mehr die Sicherheit bieten kann, die wir in unserer Erinnerung seit Jahr und Tag von ihm gewohnt sind, erlebe ich bei Angehörigen immer wieder massiven Widerstand und eine ausdauernde Kampfbereitschaft, die sich aus Angst, Unsicherheit und Panik zusammensetzt. Die Krankheit Demenz fordert uns auf, das in der Vergangenheit Erlebte abzuschliessen. Sie zeigt uns auf, dass der betroffene Mensch seiner ureigenen Bestimmung folgt, unabhängig von seinem Umfeld.

Auf der psychischen Ebene ermöglicht Demenz dem Menschen, seine Lebensgeschichte zu verarbeiten; insbesondere unerledigte Konflikte, Verletzungen, Enttäuschungen und Verluste. Weil die kranke Person die Fähigkeiten verliert zu verdrängen, Schwieriges einfach zu umgehen, auf die Seite zu schieben und zu ignorieren oder schönzureden, kann sie sich dem Verarbeitungsablauf nicht mehr entziehen. So darf schlussendlich Heilung eintreten.

Mit Demenz bekommt die betroffene Person – ob sie will oder nicht – Raum und Zeit, sich der Verarbeitung eigener Erfahrungen zu widmen. Es kann sich dabei um eine in jungen Jahren erlittene Kränkung handeln, die psychisch nie verarbeitet wurde; um einen Verlust durch einen Todesfall; eine enttäuschte Liebe, die nie geklärt wurde; Streitigkeiten, die sich trotz Ausstieg im Inneren festgesetzt haben, egal wie weit sie zurückliegen – und so weiter, und so fort.

Das Ziel des Lebens besteht darin, Erfahrungen zu machen, damit die reine Erkenntnis (ohne Schmerz) in der Seele (oder Psyche) integriert werden kann. Ist eine Seelenerfahrung komplett abgeschlossen und vollumfänglich gemacht, bedeutet dies für uns, dass uns genau diese Erfahrung kein zweites Mal in Form einer Aufgabe gestellt werden wird. Dies könnte für uns alle ein Ansporn sein, unsere Erlebnisse fortlaufend immer wieder zu verarbeiten, zu verdauen und abzuschliessen.

Nach meiner langjährigen Erfahrung ist der wichtigste Punkt, eine Demenz selber zu erschaffen (= produzieren), wenn wir Unangenehmes laufend ignorieren.

Natürlich widerspricht dies allen gängigen Denkmustern in unserer schnelllebigen Zeit. Vieles sollte schon gestern erledigt sein, für manches hat man gar keine Zeit, und dieser Seelenquatsch ist doch viel, viel zu anstrengend! Nun ja, auf kurz oder lang werden wir unsere Augen und Ohren nicht mehr vor der dringend nötigen Lebensveränderung verschliessen können, denn die Auswirkungen unserer heutigen Lebensweise auf die körperliche und geistige Gesundheit werden immer massiver. Das soll keine »Drohung« sein, sondern vielmehr daran erinnern, dass wir nicht nur körperlich wachsen und grösser werden, sondern dass auch unsere Seele diesen Entwicklungsprozess durchmachen sollte. So können die Angehörigen die Demenzerkrankung im Verstand als einen normalen, natürlichen und wichtigen Ablauf des Lebens einordnen.

Demenz – ja oder nein?

Ob in einem bestimmten Fall eine Demenzerkrankung vorliegt, ist in der heutigen Zeit nicht einfach zu definieren. Kommen dann noch erschwerende Umstände hinzu, wie das Alter (in der Altersphase zwischen 40 und 60 Jahren geht es oft lange, bis man eine Diagnose erhält), belastende Situationen privat und/oder bei der Arbeit, der Verlust eines geliebten Menschen oder eine Suchtkrankheit wie etwa Alkoholmissbrauch, benötigen Angehörige schon regelrechte detektivische Fähigkeiten und viel Ausdauer im Umgang mit Ärzten und der Gesellschaft. Ganz entscheidend ist hier zunächst einmal die persönliche Bereitschaft innerhalb der Familie oder Gemeinschaft, Hinweise zuzulassen, die einem das Zusammenleben aufzeigen. Hinzu kommt das Aktivieren unseres angeborenen Spürens und Wahrnehmens auf der Herzensebene (hier ist ausdrücklich nicht der Verstand gemeint). Dieses Gespür meldet sich deutlich, wenn Ihnen das Gegenüber etwas erzählt, das Sie anders wahrnehmen.

Ein Beispiel dazu: Frau A., 73-jährig, erklärt ihrer Tochter in verschiedenen Situationen völlig logisch, warum sie ihre über alles geliebten »Balkonkistli« noch nicht bepflanzen konnte. Dabei schmückt sie ihre Erklärungen mit Worten aus wie: «Tja, man wird halt älter», »Ich habe ja noch genügend Zeit dafür« (tatsächlich ist es bereits spät im Pflanzungskalender) und »Die richtigen Pflanzen habe ich auch noch nicht im Laden gefunden«. Die Tochter kann nun ihr inneres Gespür (»Hier stimmt etwas nicht«) wahrnehmen und zulassen oder sich mit den erhaltenen Aussagen zufriedengeben. Ihr Verhalten ist bestimmend dafür, wie schwierig das weitere Miteinander für sie werden wird.

Ihr eigenes Verhalten und Ihre Reaktionen entscheiden immer mit, wie klar und präzise Sie auf dem Weg einer möglichen Abklärung, sprich schlussendlich der Diagnose Demenz, weiterkommen. Was ist an einer Abklärung so schwierig? Da Sie es als Angehörige oder als Person im näheren Umfeld mit einem geliebten und nahestehenden Menschen zu tun haben, kann es Ihnen am Anfang niemals gelingen, diesen Entwicklungsprozess rein sachlich abzuhandeln. Das soll es übrigens auch nicht. Doch genau dieser Umstand macht es anstrengend und unter Umständen fast nicht möglich, genau hinzuschauen und anzunehmen, dass ein Abschied für immer begonnen hat.

Es ist oft traurig – wenn auch menschlich völlig nachzuvollziehen –, welche Ignorationsmuster bemüht werden, um den geliebten Menschen nicht so zu sehen, wie er im Hier und Jetzt ist und sich gibt. Da hört man etwa Folgendes: «Meine Mutter (mein Vater) hatte eine schwere Krankheit», »… einen Sturz«, »… ist jetzt geschwächt, aber das wird schon wieder mit dem Gedächtnis«. Oder: »Es war eine stressige und hektische Zeit«, »Sein Temperament war schon immer eher leicht aggressiv«, »Etwas Ruhe und Abstand, dann wird es wieder wie früher …«

Natürlich darf der/die Angehörige eine Phase haben, während der er/sie anders ist als gewohnt, ohne dass gleich Alarm zu schlagen ist. Auch eine Privatsphäre darf und muss man dem/der Angehörigen einräumen. Doch genau hier wird das Spüren wichtig. Bin ich es, der keine Veränderung zulassen kann, da die Mutter (oder der Vater) bzw. die Ehefrau (oder der Ehemann) in meiner Vorstellung vollständig gesund und klar für immer an meiner Seite bleibt? Oder ist es so, dass die Kranken langsam beginnen, sich von diesem Leben zu verabschieden?

Nach wie vor verläuft Demenz früher oder später tödlich. Die Medizin kann einen Verlauf höchstens im Anfangsstadium mit Medikamenten verzögern. Diese Tatsache geht emotional ganz schön ans Lebendige. Keiner hat uns gefragt, ob es uns recht sei, dass sich der geliebte Mensch auf den Abschiedsweg macht (ganz egal, wie lange dieser dauert) – und am allerwenigsten wurde der betroffene Mensch selbst gefragt! Da hilft vielen Angehörigen nur noch die Flucht ins Ausblenden und Nichtwahrhaben-Wollen – weil sonst alles viel zu schmerzhaft wird. Zudem haben wir ja heute alle bekanntlich überhaupt keine Zeit für irgendwelche schwierigen inneren Prozesse, und freiwillig wollen wir uns schon gar nicht damit befassen …

Es gibt gute Gründe dafür, sich freiwillig mit dem Thema Demenz zu befassen. Denn nur was ich wahrnehme und womit ich mich bewusst konfrontiere, kann ich einordnen. Dann kann ich auch für mich spüren: Wie ist die Realität? Wobei steuert mich die Angst? Und wo führt ein Weg durch, den ich mit meiner ganzen Kraft gehen kann? Nehmen Sie sich die Zeit, die Sie brauchen, um bereit zu sein, sich mit dem Thema Demenz auseinanderzusetzen.

Veränderungsprozess für die Angehörigen

Ich will Ihnen im Folgenden erklärend näherbringen, warum es so unendlich wichtig ist, dass Sie als Angehörige eine innere Arbeit in Bezug auf die Demenzerkrankung machen. Da wir in der Familie, in der Partnerschaft und in der Gemeinschaft immer in gegenseitiger Beziehung stehen, hat eine solche Krankheit einen direkten Einfluss auf das jeweilige Beziehungssystem, speziell auf der Ebene des menschlichen Bewusstseins, auch Seelenebene genannt. Das Dasein und das Bewusstsein des/der Kranken in der gelebten Gemeinschaft verändert sich langsam, aber sicher. Wenn sich etwa die sorgende Mutter oder Ehefrau plötzlich nicht mehr um uns sorgt, wenn sie nicht mehr fragt, wie es uns geht, und wenn uns kein liebevoller Rat mehr auf unserem Weg begleitet, obwohl dies jahrzehntelang der Fall war – welch eine schockierende, ernüchternde Erkenntnis (sofern wir diese zulassen)!

Das sich verändernde Beziehungssystem fordert Anpassung an die neue Tatsache. Dies geschieht meistens unbewusst. Die Liebe macht es uns möglich, den geliebten Menschen emotional zu unterstützen und, wo nötig, seine Rolle im System so gut es geht zu übernehmen und zu ergänzen. Dies zeigt sich etwa darin, dass eine Tochter oder ein Sohn allmählich ein Verhalten von der Mutter übernimmt, das in der Vergangenheit nur diese im Familiensystem zeigte. Oder plötzlich fällt der Ehemann bei seinen Kindern durch ein sorgendes Verhalten auf, das er zuvor nie in dieser Art und Weise lebte.

Kommt hinzu, dass wir bei der Sorge um unsere Angehörigen von ärztlicher Seite oft beruhigt und vertröstet werden. Dies ist weder positiv noch negativ, sondern einfach eine oft unterschätzte Tatsache in unserer Zeit. Wo käme das Gesundheitssystem auch hin, wenn hinter jedem ungewohnten Verhalten gleich eine Demenz vermutet würde? Ist nicht unser gesamter Gesundheitsapparat schon völlig überlastet mit dieser Krankheit (Stichwörter hierzu sind: zu wenig Betreuungsplätze, lange Wartefristen bei Abklärungen, äusserst schnell wachsende Zunahme der Fälle)? So vergehen oft Monate und sogar Jahre, bis eine halbwegs vernünftige Diagnose gestellt wird. Es ist wie beim Computer: Der Virus wird oftmals erst bemerkt, wenn der Schaden bereits angerichtet ist.

Jeder Mensch darf Entscheidungen treffen und Erfahrungen machen im Alltag; im Gegenzug hilft ihm das Vertrauen ins Leben, wenn es darum geht zu akzeptieren, dass allgemein Dinge erst geschehen, wenn die Zeit dafür richtig ist. Dies hilft besonders, wenn man innerlich über das Warum? und Wieso? in der Demenzsituation hadert.

Bitte vergessen Sie selbst nie: Sie haben zu jeder Zeit das Recht, sich umzuorientieren, neue Erkenntnisse zuzulassen und eine geänderte Meinung zu äussern, die Ihrer inneren Wahrheit entspricht. Erst wenn jeder sich mutig und voller Überzeugung zugesteht, dass unser Lebenssinn nicht aus Leiden besteht, dass wir durch (positive wie negative) Erfahrungen emotional wachsen dürfen und sollten und dass wir durch die Verarbeitung der verschiedensten Lebensthemen »glücklich« stärker werden, gewinnen wir an Lebenstiefe und haben die Möglichkeit, durch diese Krankheit Positives zuzulassen.

Mobilisieren Sie Ihr inneres Engagement, lassen Sie sich nicht – von wem auch immer – auf längere Zeit vertrösten. Helfen Sie sich selbst, indem Sie hartnäckig gegen Systemmühlen antreten, sich liebevoll und mit Geduld den Lebensveränderungen stellen und diese durchleben. Dann wird es unnötig, den geliebten Menschen mit Überaktivismus, Kontrolle und Liebe zu erdrücken und zu ersticken. So dürfen wir immer mehr Selbstverantwortung übernehmen, da unsere Angehörigen für sich selber immer weniger in der Lage dazu sind.

Veränderung aushalten

Viele Angehörige, Bekannte und Freunde von an Demenz erkrankten Personen halten die sichtbaren Veränderungen im Ausdruck, im Verhalten und in den Reaktionen des geliebten und geschätzten Menschen beinahe nicht aus. Immer wieder erlebe ich ein schockartiges Unverständnis darüber, dass die betroffene Person innerhalb kürzester Zeit zum gefühlt zwanzigsten Mal den gleichen Satz wiederholt, überhaupt keine Anzeichen von Mitgefühl und Verständnis für das Vis-à-vis mehr aufbringen kann und sich, anstatt wie früher an allem interessiert zu sein, nur noch abwesend desinteressiert verhält.

– »Die arme Person, die hat ja gar kein Leben mehr und ist völlig verblödet, und das, obwohl sie einmal studiert hat.«
– »Dieser Zustand ist ja nicht auszuhalten! Ich kann nicht helfen und kann nichts Konstruktives für diese Person tun.«
– »Was macht denn diese Person den lieben langen Tag? Unvorstellbar!«
– »Das hätte diese Person sicher nie so gewollt. Hoffentlich darf sie bald von ihrem Leiden erlöst werden.«

Diese und ähnliche Sätze höre ich regelmässig von Menschen aus dem Umfeld der erkrankten Person. Es sind menschlich völlig nachvollziehbare Reaktionen, denn alles Unperfekte, Neue und Unkalkulierbare verunsichert uns und wird von uns zunächst zu ignorieren versucht.

Aus Sicht der kranken Person sieht das Ganze jedoch völlig anders aus. Sie wächst in ihr neues Verhalten hinein und bekommt somit Raum und Zeit, ihre persönlichen Verarbeitungsprozesse zu machen. Man kann sagen, dass die Demenz von einem gewissen Stadium an zu ihrer neuen Realität geworden ist und absolut kein Leiden mehr bedeutet. (Nur am Anfang der Krankheit, wo Reflexion noch möglich ist, kann es leidende Momente geben!) Nun muss auch das Umfeld lernen, die Veränderung so direkt wie möglich zu akzeptieren.

Seien Sie sich selbst gegenüber so mutig und fair und entscheiden Sie sich: Können und wollen Sie eine veränderte Situation aushalten? Das würde bedeuten, dass Sie weiterhin Besuche abstatten und sich somit mit der unperfekten Situation konfrontieren. Oder wollen Sie doch lieber fernbleiben und der betroffenen Person in Ihren Gedanken ein ehrendes Andenken bewahren? Die zweite Entscheidung hat die Kehrseite, sich nicht real vom geliebten Menschen verabschieden zu können, weil dieser in der Erinnerung ewig gesund, jung und stark bleibt – so, wie wir ihn vor etlichen Jahren kannten. Diese Selbsttäuschung kann unserer psychischen Verarbeitung als Hindernis stark im Wege stehen und unsere persönliche menschliche Entwicklung erschweren. Sie haben die Wahl, machen Sie bitte davon Gebrauch! Jederzeit dürfen Sie sich wieder umentscheiden; das nennt man den freien Willen, und dieser ist für uns Menschen das höchste Geschenk des Lebens.

Neue Kommunikation

Mit fortschreitendem Krankheitsverlauf werden wir früher oder später merken, dass die gewohnte Kommunikation ausgedient hat. Das altbekannte Sich-Austauschen kann plötzlich Missverständnisse, Überforderung, Verunsicherung, Wut und Bevormundung auslösen. Ganz typische bevormundende, wenn auch durchaus lieb gemeinte Aussagen von Angehörigen sind etwa:

- »Komm, Papi, ich mache das für dich, das ist viel zu schwierig für dich.«
- »Heute ist alles anders, das kannst du nicht mehr, da hast du keine Ahnung davon.«
- »Wir fahren am X um Y ab, sei dann pünktlich bereit. Nicht wieder vergessen, sonst sind wir dann in Eile!«

Bitte denken Sie daran, dass Ihre Mutter, Ihr Vater, Ihr Bruder, Ihre Schwester, Ihre Tante, Ihr Onkel etc. eine mündige und erwachsene Person ist. Sicher denken Sie jetzt: Selbstverständlich weiss ich das! Gleichwohl bin ich immer wieder erstaunt, welch schmaler Grad im Alltag zwischen dem »Wissen« (Verstandesebene) und dem »Bewusstsein« (Gefühlsebene) besteht.

Es braucht schon eine gehörige Portion Mut, sich selber der Herausforderung der Veränderung zu stellen. Obwohl ich meine/-n Angehörige/-n noch genauso liebe wie früher, bin ich verpflichtet, mich aus diesem Antrieb heraus auf eine neue, veränderte Kommunikation einzulassen. Mit den oben aufgeführten Aussagen, und seien diese noch so lieb gemeint, entziehen wir dem Menschen mit Demenz Stück für Stück Achtung und Respekt. Hinzu kommt, dass genau dies beim Kranken Frustration, Unverständnis und ein Gefühl des Ausgeliefertseins auslöst.

Bei dieser Krankheit verschwindet die Merkfähigkeit der Zeit (Uhr, Fahrpläne, Termine etc.) und des Raumes (Ortschaften, Wege, Orientierung etc.) immer mehr, und allgemeine Erklärungen werden immer weniger verstanden. Es ist wichtig, dass das Umfeld diesem Umstand Rechnung trägt, indem solche Dinge in der Kommunikation wo immer möglich einfach weggelassen werden. Kommunizieren wir weiter wie in früheren Zeiten, reagiert die kranke Person je nach ihrem Temperament mit Wut, Schimpfen, Beleidigen, Fluchen, Rückzug, Weinen oder Jammern. Schnell merken wir dann, dass da etwas ganz schön schiefläuft, und niemand will so was.

In Heimen und Institutionen wird das Pflegepersonal seit einiger Zeit dahingehend geschult, ein solches Fehlverhalten, eine solche Sinnlosigkeit im Miteinander zu erkennen und einen konstruktiveren Umgang in der Sprache zu pflegen. Aber was ist mit den Angehörigen? Warum werden diese viel zu wenig über diesen wichtigen Aspekt informiert, weshalb erfahren sie diesbezüglich weder Anleitung noch Förderung? Könnten so nicht viel Überforderung, Streit und Missverständnisse vermieden werden? Geben Sie nicht auf, fordern Sie Unterstützung ein – nur so findet in der Gesellschaft ein Umdenken statt, von dem wir alle profitieren können.

Obige Aussagen können wie folgt achtungsvoll und Vertrauen stärkend umformuliert werden:

— »Lieber Papi, darf ich dir zur Hand gehen, damit wir danach zusammen Kuchen essen können?«
— »Das ist auch für mich neu, komm, wir machen es zusammen.«
— »Für den Termin morgen hole ich dich nach dem Morgenessen ab, ich fahre dich hin und bringe dich wieder heim – so machen wir uns einen schönen Vormittag.«

Unterstützend können Sie sich immer überlegen: Wie müsste eine Information oder Aussage formuliert sein, um bei Ihnen selbst Ruhe und Vertrauen auszulösen? Wenn Sie Ihren eigenen Standpunkt und Ihr Empfinden kurzzeitig verlassen und zum Gegenüber treten, indem Sie schauen, spüren und wahrnehmen, was dieses genau braucht, was für das Vis-à-vis im jetzigen Moment wichtig und möglich ist, dann praktizieren Sie automatisch ein empathisches Verhalten, das auf der emotionalen Ebene wirkt. (Diese funktioniert auch bei Demenz!) Genauer gesagt bedeutet dies: Die kranke Person spürt Ihr ehrliches und unverfälschtes Interesse, Ihre Anteilnahme und Ihre Achtung.

Das tut übrigens jedem Menschen gut, ob jung oder alt, ob gesund oder krank. Empathie bedeutet zusammengefasst nichts anderes, als den Menschen so anzunehmen, wie er ist. Haben Sie ruhig die Lust und Freude, in Ihrem Umfeld damit zu experimentieren und zu üben. (Fehler können keine gemacht werden, einzig der Erfolg ist eventuell nicht ganz so gross.) So stärken Sie die emotionalen zwischenmenschlichen Verbindungen, ohne dass sich irgendjemand persönlich angegriffen, gemassregelt und übergangen fühlt. Je mehr Sie das empathische Verhalten natürlich und automatisch in anspruchsvollen Situationen anwenden können, desto entspannter und stärker fühlen Sie sich.

Bei der Person mit Demenz wird diese Umgangsart grundsätzlich positiv anklingen. Sämtliche verunsichernden und überfordernden Informationen, ein Sorgen auslösendes Zeitmanagement, Terminkalenderprobleme und Fragen, die Entscheidungen erfordern, haben umso weniger in der Kommunikation mit dem Betroffenen verloren, je länger seine Krankheit dauert. Die Kommunikation verändert sich vom Dialog immer stärker hin zum Monolog, dafür besteht die Möglichkeit, das gegenseitige Wahrnehmen ohne Worte zu stärken. Für die kranke Person werden Erklärungen immer unwichtiger (zu einem früheren Zeitpunkt im Leben war dies genau umgekehrt).

Es liegt nun am Umfeld, dies zu respektieren und die Veränderung umzusetzen, so gut es für einen selber geht. Und mal ganz ehrlich: Plaudern wir nicht oft völlig inhaltslos und nichtssagend daher, weil wir gerade keine Lust haben und trotzdem meinen, wir müssten? Verstecken wir uns nicht oft hinter der Oberflächlichkeit, um so nichts Schmerzliches fühlen zu müssen …?

Hier besteht nun die Chance, neues Terrain zu betreten. Nehmen Sie sich all die Zeit, die Sie zum Umwandeln und zum Umsetzen der neuen Kommunikation brauchen. Sollten Sie erkennen, dass es viele wundervolle Ausreden gibt, warum das gerade jetzt nicht geht, seien Sie bitte zu sich selbst ehrlich. Sagen Sie laut oder denken Sie innerlich »STOPP« zu den schweren und sinnlosen

Gedanken. So wird es möglich, die eigene Kraft zu behalten, ohne sich zu verzetteln. Herausforderungen im menschlichen Miteinander, in der Kommunikation und im gegenseitigen Umgang dürfen damit erneut und unbelastet angegangen werden. Das ist eine wunderbare Methode zur Selbsthilfe, die Sie jederzeit dabeihaben und mit etwas Übung ganz natürlich und selbstverständlich für alle Beteiligten zur richtigen Zeit und in der richtigen Situation einbringen können.

Alltägliche Anrede

Vorgängig wurde bereits erläutert, dass der/die Betroffene durch die Demenzerkrankung (unbewusst) in bestimmte Phasen und Zeiten seines/ihres Leben zurückgeht. Mit zunehmendem Fortschreiten der Krankheit wird die Distanz zum Hier und Jetzt immer grösser beziehungsweise die Seele und der Verstand befinden sich in immer kürzeren zeitlichen Phasen im Hier und Jetzt.

Dies zeigt sich im Vergessen, dass man Ehefrau, Ehemann, Mutter und Vater ist. Daher macht es ab einem bestimmten Zeitpunkt, der sich bei jedem Menschen individuell zeigt, durchwegs Sinn, den geliebten Menschen mit seinem Geburtsnamen (Vornamen) anzusprechen. Welch ein Schock für die Tochter und den Sohn, die ja die Mutter oder den Vater ihr Leben lang mit »Mami«, »Mama«, »Mom« oder »Papi«, »Papa«, »Dad« angesprochen haben. Hier gilt es für jeden persönlich zu entscheiden, ob er/sie den kranken, geliebten Angehörigen lieber mit dessen Vornamen ansprechen will, damit ein Durchkommen zu dieser Person eher oder überhaupt noch möglich ist – oder ob er/sie lieber bei der gewohnten Anrede bleibt, die von der betroffenen Person nicht mehr erfasst wird und auf die sie immer weniger reagieren kann.

Auch hier gibt es kein generelles Richtig oder Falsch. Es ist ein eigener, sehr intimer Prozess, der einem sehr nahegeht (vorausgesetzt, man lässt ihn zu). Es ist aber auch eine Möglichkeit, aktiv zu werden, um den Schmerz der eigenen Machtlosigkeit etwas zu minimieren. Vielleicht etwas einfacher fällt dieser Prozess der Ehefrau, dem Ehemann, die/der ja den Partner mit dem Vornamen kennen und lieben lernte. Allfällige Kosenamen hielten erst später Einzug; im fortgeschrittenen Stadium können diese von den kranken Personen nicht mehr aufgenommen werden. Es sagt ihnen schlicht und einfach nichts mehr; sie können (im Gehirn) keinen Zusammenhang mehr zur Situation herstellen, in welcher der Kosename angewendet wird.

Gesunde Abgrenzung

Ein heikles Thema im gegenseitigen Umgang stellt die gesunde Abgrenzung dar. Der kranke Angehörige bekommt oft in voller Liebe den uneingeschränkten Freipass für sein Verhalten, seine Wünsche und Launen. Wir gestehen ihm alles zu, weil wir uns ihm in Liebe verbunden fühlen und unser Blick auf die Konsequenzen oft so lange getrübt ist, bis um uns herum das Chaos ausbricht oder wir psychisch einen Zusammenbruch erleiden. Warum kann so etwas geschehen?

In unseren Beziehungen zur Ehefrau, zum Ehemann, zur Mutter und zum Vater besitzt der Denkmechanismus weniger Anteil als der Gefühlsanteil. Wir wollen nur das Beste für die/den Betroffene/-n. So sind wir automatisch, ohne zu hinterfragen, bereit, praktisch alles zuzugestehen und zu erfüllen. Dabei ist uns oft zu wenig bewusst, dass wir nie so »grenzenlos« reagieren würden, wenn der/die Kranke gesund wäre, denn dann müsste der geliebte Mensch völlig orientierungslos in der Beziehung mit uns leben.

Jeder Mensch braucht in jedem Stadium seines Lebens für seine psychologische Entwicklung Grenzen. Erfährt ein Mensch diese Grenzen zu wenig, so ist sehr oft die Konsequenz, dass er in einem bestimmten Entwicklungsstadium stehenbleibt. Das heisst dann konkret, dass sein Verhalten in keiner Weise seinem Alter angepasst ist und dass das erweiterte Umfeld in die Lücke springen muss (die Schule, der Arbeitgeber, das Militär, ein Verein, das Altersheim etc.). Wir (als gesunde Angehörige) sind gefordert, diese Zusammenhänge bewusst zu beachten und zu akzeptieren, dass es niemals etwas an unserer Liebe und Achtung zueinander verändert, wenn wir uns abgrenzen – im Gegenteil: Es verstärkt eher unser gegenseitiges Band.

Lassen Sie mich dies an einem Beispiel erläutern. Die 82-jährige Mutter leidet an fortschreitender, starker Demenz. Ihre 46-jährige Tochter wohnt zwei Stunden von der Mutter entfernt. Sie weiss, dass ihre Mutter mit Nachdruck darauf besteht, bis an ihr Lebensende in ihrer Wohnung im vierten Stockwerk wohnen zu bleiben. Trotz Spitex-Unterstützung und Mahlzeitenservice kommt die Mutter, je länger umso schlechter, mit ihrer Situation klar. Sie ist nicht mehr in der Lage, den Lift im Haus zu benützen, Treppensteigen geht auch nicht mehr. Irgendwie gelingt es ihr trotz Sicherheitsanstrengungen immer wieder, die Herdplatte einzuschalten und brennen zu lassen (diverse Plastikteller sind bereits geschmolzen). Auch verlangt sie bestimmt, ihre Tochter müsse jeden Tag vorbeikommen und habe vorgängig die verschiedensten Dinge zu besorgen.

Wenn die Tochter in dieser Situation nicht bald abgrenzend handelt, wird die gegenseitige Beziehung irreparablen Schaden erleiden. Denn trotz aller Liebe wird der Druck, den die Mutter unbewusst auf die Tochter ausübt – weil sie für sich selber keine Grenzen mehr ausmachen kann und von ihrer Aussenwelt gnadenlos Kompensation fordert –, stetig höher. Kurz zusammengefasst kommt hier die Tochter an emotionale, finanzielle, zeitliche und sorgende Grenzen.

Jeder Mensch kann nur sein eigenes Leben leben.

Kurzzeitig ist er in der Lage, einen anderen Menschen mitzutragen, doch wenn er dies über längere Zeit zu machen versucht, wird er unweigerlich in irgendeiner Form selber krank werden. Das menschliche Wesen ist ein komplexes System. Gerät dieses zu stark durcheinander, kann das gravierende Folgen haben. So etwas hilft in unserem Beispiel aber weder der Mutter noch der Tochter und schon gar nicht der Situation. Solange der Wunsch, im eigenen Heim alleine leben zu können, realistisch umsetzbar ist, sollte alles darangesetzt werden, dies zu ermöglichen. Doch zeigt uns das Leben entsprechende Grenzen auf, ist es wichtig, selbstverantwortlich zu handeln (die kranke Person kann das leider nicht mehr). Man hat das gegebene Versprechen so lange erfüllt, wie es nur ging – und jetzt gibt es da noch ein ungeschriebenes Versprechen: seine Mutter zu achten und zu ehren. Haben Sie ganz persönlich den Mut einzuschreiten, wenn Letzteres durch Überforderung, Wut und Hass ins Wanken gerät.

Wir Menschen leben immer in einem gemeinschaftlichen System – ob es sich dabei um das Land, die Familie, die Partnerschaft oder die Nachbarschaft handelt. Der Einzelne kann nicht machen, was er will. Es gibt Regeln und Grenzen, die wir zu akzeptieren haben; tun wir dies nicht, können unangenehme Konsequenzen die Folge sein. Dieser ganze Vorgang dient schlussendlich unserer seelischen Entwicklung (auch wenn wir dies oft nicht gerne hören!).

Setzen wir also unseren dementen Angehörigen in Liebe und Achtung Grenzen. Das gibt ihnen die Möglichkeit, als Mitglied unserer Gesellschaft bis zum Lebensende und darüber hinaus geachtet zu werden. Dies kann man auf der logischen Ebene nur teilweise begreifen – auf der Gefühlsebene werden es Ihnen alle, die eine solche Situation bereits durchlebten, genau so bestätigen.

Hände weg von erzieherischem Verhalten

Unser ganzes Leben lang werden uns von unserer Umwelt, von der Gemeinschaft und der Gesellschaft die verschiedensten Verhaltensregeln, Vorschriften und Zusammenhänge erklärt, aufgezeigt und gelehrt. Dieses erzieherische Verhalten ist oft so stark in uns verankert, dass wir automatisch (in Liebe und Sorge) einschreiten, wenn unsere an Demenz erkrankten Angehörigen ihrem alltäglichen Trott nachgehen oder nachgeben.

Da haben wir den Vater, der seit Jahr und Tag sein Feierabendbier um 19 Uhr nach dem Abendessen geniesst. Aufgrund seiner Krankheit nimmt er ärztlich verschriebene Medikamente gegen Depressionen. Wenn hier der natürlichen Reaktion nachgegeben wird, dem Vater das Feierabendbier zu verbieten (bei Medikamenteneinnahme sollte man ja keinen Alkohol trinken), ist eine (heftige) Reaktion seitens der kranken Person vorprogrammiert. Viele realisieren erst, wenn diese eintritt, dass ihr gut gemeintes Handeln für den Betroffenen offensichtlich falsch ist.

Warum das so ist, möchte ich Ihnen an zwei Aspekten aufzeigen. Einerseits ist der Körper seit Jahren an das tägliche Bier gewohnt – beim Weglassen reagiert er ganz bestimmt mit Entzugserscheinungen. Bleibt der Konsum jedoch konstant gleich, sollten keinerlei Wechselwirkungen mit den Medikamenten entstehen; der körperliche Zustand bleibt stabil. Wird jedoch die Alkoholmenge plötzlich stark erhöht (durch eine Gegenreaktion in der Panik, dass »man einem alles wegnehmen will«), kann es zu unerwünschten körperlichen oder psychischen Veränderungen kommen. In einem solchen Fall empfiehlt sich ein klares Festlegen der üblich gewohnten Trinkmenge (es darf dann pro Tag nur ein Bier im Haushalt verfügbar sein), wenn möglich ohne Erklärungen, da der Vater diesen Ablauf kennt.

Andererseits reagiert der menschliche Instinkt immer auf Verbote, Zurechtweisung und Bevormundung. Dann hat der Betroffene nebst seiner Krankheitsthematik auch noch mit seinem Umfeld zu kämpfen. Und wollen wir dies dem geliebten Menschen auf seinem letzten Wegabschnitt noch zumuten? Die Antwort auf diese Frage kann jeder nur in sich selbst finden. Es lohnt sich, immer wieder abzuwägen, ob es nicht besser ist, wenn der Vater vielleicht ein etwas verkürztes restliches Leben hat – dafür ein glückliches und zufriedenes!

Ein anderes Beispiel bietet sich mit der Mutter, die ihre Haare immer selbst über dem Badewannenrand gewaschen hat. Nun kann sie dies nicht mehr selber tun und braucht die Hilfe ihrer Tochter. Diese findet, dass das zu unbequem sei für ihre Mutter und kauft einen Badestuhl, damit sich die Mutter entspannt im Sitzen duschen und die Haare waschen kann. Beim ersten Versuch wehrt sich die Mutter mit Händen und Füssen so stark, dass die Tochter das Unterfangen völlig schockiert abbricht. Sie versteht die Welt nicht mehr. Trotz lieb gemeinten Gedankengängen wurde unbewusst versucht, die Mutter umzuerziehen. Und genau dies gelingt umso weniger, je weiter die Krankheit fortgeschritten ist.

Bei keinem erwachsenen Menschen macht ein solches Verhalten jemals Sinn. Bei gesunden Mitmenschen sollten neue Wege immer durch eine erklärende Empfehlung aufgezeigt werden; die Mitmenschen sollten dazu eingeladen werden. Bei an Demenz erkrankten Personen ist dies so nicht mehr möglich. Lassen Sie darum, wo immer möglich, gewohnte und bekannte Abläufe unverändert, fassen Sie das Festhalten an (für Sie fremden) Gewohnheiten niemals als persönliche Ablehnung oder gar als Angriff auf. Probieren Sie bei unbedingt anstehenden Veränderungen, im Vorfeld alle nötigen zwischenmenschlichen Informationen zu erlangen oder diese durch sensibles Wahrnehmen zu erspüren. Denn diese vertrauten Abläufe geben der betroffenen dementen Person Sicherheit und Entspannung im alltäglichen Leben mit der Krankheit.

Würde schenken

Würde zu schenken ist einfach und zugleich eine Herausforderung. Unsere heutige (westliche) Welt ist so umfassend durchstrukturiert, dass es zu einem schier unüberwindbaren Hindernis wird, wenn unsere geliebten Demenzangehörigen sich zunehmend nicht mehr in den gesellschaftlichen Normen bewegen, sei dies durch das Verweigern der Kommunikation, durch das Fehlen von Schamgrenzen, durch Aggressionen, Desorientierung, Gleichgültigkeit etc. So geraten Angehörige innerhalb der Gesellschaft in eine isolierte Position. Nicht selten schämt man sich für die kranke Person, ihr Verhalten ist einem peinlich, man entschuldigt sich, wo das machbar ist, und zuletzt kommt die Wut, weil der Druck fast nicht mehr auszuhalten ist.

Menschen mit Demenz lehren uns – wenn wir uns mit unserem Gespür darauf einlassen –, dass wir uns von der vermeintlichen Wichtigkeit der äusseren Meinung verabschieden müssen. Leben Sie weiterhin stark in Dankbarkeit und Achtung Ihr Leben in der Gemeinschaft. Nur weil Ihr/-e Angehörige/-r erkrankt ist, heisst das noch lange nicht, sich schämen zu müssen (schliesslich hat man ja keine Bank ausgeraubt oder jemanden umgebracht). Wir alle haben wieder zu lernen, dass ein Mensch, der sein Leben lang ein wertvolles Mitglied der Gesellschaft war, in Würde mit der Krankheit Demenz seinen Weg unter uns zu Ende gehen darf!

Mit dem Akzeptieren, dass der kranke Mensch mit seiner Krankheit in Ordnung ist, öffnet sich in uns die

Türe zum gegenseitigen würdevollen Umgang und zur stärkenden Toleranz im unperfekten Alltag. So darf ich stolz sein, dass mein Vater Lokomotivführer bei der SBB oder meine Mutter Verkäuferin in der Migros war! Heute aber ist nur noch wichtig, dass sie möglichst zufrieden ihren Alltag leben, ohne dass umfangreiche Erwartungen an sie gestellt werden. So bedeutet die Krankheit Demenz für das Umfeld eine wunderbare Möglichkeit zur Würdigung des geliebten Menschen, mit der Herausforderung, den emotionalen Verarbeitungsprozess eines ganzen Lebens zu begleiten. Die Fähigkeit seitens des Umfeldes, Gefühle von Angst, Freude und Wut in den verschiedensten Momenten des Alltags ruhig auszuhalten, ist für die betroffene Person sehr wichtig, auch wenn sie selber nicht mehr darum bitten kann.

Die Demenzkranken stellen zum hundertsten Mal die gleiche Frage oder wiederholen die gleiche Geschichte von früher, damit sie dieses Thema endgültig verarbeiten und erledigen dürfen; damit es eine neutrale (quasi auf null gestellte) Erinnerung wird, die sie nicht mehr beschäftigt und belastet. Das Umfeld hat die Möglichkeit, liebevoll zu helfen, indem es jedes einzelne Mal mit achtungsvoller und ruhiger Art dem Kranken das Gefühl vermittelt, dass alles richtig, alles bestens ist. Glauben Sie mir, dies ist so grossartig und wirkt auf sämtlichen Ebenen heilsam!

Notwendigkeit des Rückzugs

Hier möchte ich an eine Lebenstatsache erinnern, die für jeden Menschen gilt, egal in welchem Lebensalter und in welchem gesundheitlichen Zustand er sich befindet. Immer wieder ist es für einen selbst wichtig, sich zurückzuziehen. Sei dies von der für uns unperfekten Situation, sei es von Ansprüchen, die unsere Umgebung an uns stellt, sei es von kräftezehrenden, zwischenmenschlichen Beziehungen. Dies tun wir, damit wir einen Schritt auf unser Inneres hin tun können. Damit wir spüren, was für uns wichtig, tragbar und akzeptierbar ist. Und damit wir mit gesundem Abstand verarbeiten können und so wieder unsere innere Kraft, Stärke und Führung aktivieren beziehungsweise verstärken. Tun wir dies nicht, gerät unsere innere Balance ins Wanken, was wiederum körperliche und mentale Krankheiten begünstigt.

Zeigt sich nun eine Demenzerkrankung im Familiensystem beziehungsweise im näheren Umfeld, zeigt sich also eine Situation, die keinen perfekten Zustand und keine Kontrolle in der zwischenmenschlichen Beziehung zulässt, kommt die Notwendigkeit des Rückzugs voll zum Tragen. Denn nur wer innerlich entspannt und in Ruhe auftanken, verarbeiten und sich um sich selbst kümmern kann, wird über längere Zeit in der Lage sein, den geliebten Menschen in Würde, Achtung, Respekt und vor allem in Liebe zu begleiten.

Sehr oft erlebe ich bei Angehörigen leider genau das Gegenteil. Diese verwehren sich selbst diese Notwendigkeit, weil sie dauernd blockiert werden: vom schlechten

Gewissen, den Schuldgefühlen und der äusseren Vorgabe zu funktionieren. Seien Sie bitte unbesorgt: Die erkrankte Person selber kann die Notwendigkeit des Rückzugs je länger umso weniger einschätzen beziehungsweise damit umgehen – daher werden Sie keine negativen Konsequenzen deswegen zu befürchten haben.
Als Beispiel: Wenn Sie Ihre Besuche in grösseren Abständen abstatten, werden Sie deswegen im fortgeschrittenen Stadium der Krankheit keine negativen Äusserungen zu hören bekommen, denn die kranke Person verliert ihr Gefühl für Raum und Zeit vollständig. Im Gegenteil, nehmen Sie sich die nötige Rückzugszeit, so können Sie voller Kraft, Freude und unbelastet in die anspruchsvolle Beziehung zum Demenzkranken treten und diese gesund aushalten und durchleben, gesund sowohl in körperlicher als auch in geistiger und seelischer Hinsicht. Finden Sie voller Mut und Zuversicht heraus, welches Ihr eigenes Rückzugsmass ist, und passen Sie es je nach Dringlichkeit immer wieder neu an Ihre Bedürfnisse an. Sie merken, hier geht es um Eigenverantwortung: Nur Sie selbst können für sich entscheiden, kein Umfeld und auch nicht die kranke Person oder die Umstände dürfen Ihnen Entscheidungen aufzwängen oder Ihnen diese abnehmen.
Noch ein Hinweis zum Thema Schuld und zu Schuldgefühlen. Schuld existiert real so nicht – ausser Sie selbst lassen diese zu und produzieren selber Schuldgefühle. Oft höre ich: »Ich bin es dem Angehörigen schuldig, täglich vorbeizuschauen, weil er oder sie immer für mich da war.« Sollten Sie tief in Ihrem Herzen dieser Ansicht sein, wäre es sinnvoll, diesem Gefühl nachzuspüren und

die vergangene Beziehung zueinander in Dankbarkeit zu würdigen. Denken Sie daran: Was vorbei ist, kann im Nachhinein nicht geändert werden – heute können Sie mit einer anderen Sichtweise Ihr Denken und Verhalten so anpassen, dass es in positiver Art und Weise in Ihre Zukunft wirkt und auf Sie zurückkommt.

Grundsätzlich verhält sich der Mensch im Leben immer so, wie es für ihn – nach seinem aktuellen Wissensstand – möglich und lebbar ist. Erlangen Sie nun neue Erkenntnisse und integrieren Sie diese in Ihr Denken und Handeln, gibt es keinen Grund, Schuldgefühle zu kreieren und Schuld aufzubauen. Denn Schuld entsteht nur, wenn man etwas tut, von dem man weiss, dass man es nicht machen sollte (weil es ein sogenanntes Unrecht ist). Keiner Partei nützen Schuldgefühle irgendetwas, im Gegenteil: In der Beziehung gehen wertvolle Zeit und Energie verloren – und diese Ressourcen nützt man doch besser konstruktiv und in liebevoller Verbundenheit!

Angehörige sein – keine Pflegekraft

Ist die Krankheit Demenz so weit fortgeschritten, dass die kranke Person von Ihnen als Angehörige nicht mehr alleine gelassen werden kann, Sie in ständiger Bereitschaft und Sorge deswegen sind und dadurch ein 24-Stunden-Betreuungsstatus nötig wird, gilt es, besonders gut die ganze Situation wahrzunehmen. Dies wiederum gestaltet sich alles andere als einfach … zumal man ja selbst mittendrin steht. Sei dies als Ehefrau, die ihren Mann selbstverständlich pflegt, die ihm aufzustehen hilft, wenn er fällt (obwohl er ziemlich schwer ist), die wäscht, bügelt, kocht und zu jeder Tageszeit seine Stimmungen aushält. Oder sei es als Tochter, die ihre Mutter bei sich wohnen hat und die keine ruhige Minute erlebt, da die Mutter auch nachts das Haus verlässt, ihrem inneren Weg folgend, oder in der Küche immer wieder die Herdplatte anstellt, da ja gekocht werden müsse.

Diese beiden Beispiele zeigen, wie automatisch und selbstverständlich man als Angehörige zur Pflegerin/Betreuerin mutiert. Grundsätzlich ist dies wunderbar im familiären Zusammenhalt, doch daraus entstehen neue zwischenmenschliche Probleme. Sie reiben sich automatisch in Alltagsauseinandersetzungen mit der kranken Person, da diese vieles anders und gewisse Dinge überhaupt nicht mehr wahrnimmt. Und ganz entscheidend: Sobald die kranke Person spürt, dass man ihre Selbständigkeit einschränkt, insbesondere wenn Sie die Ehefrau (der Ehemann) oder die Tochter (der Sohn) sind, wird sie sich nicht alles von Ihnen sagen lassen. Irritierend und Abwehr auslösend wirkt der Umstand, dass Sie für die an Demenz erkrankte Person kein/-e Betreuer/-in oder Pfleger/-in sind, sich aber zunehmend als solche Person verhalten. Im Gehirn und in der Erinnerung sind Sie beim kranken Angehörigen abgespeichert als Ehepartner oder Kind – völlig klar und normal, dass Sie nun nicht plötzlich als Pflegekraft angenommen und akzeptiert werden können …

Daher ist es wichtig und sinnvoll, dass Sie rechtzeitig (nach Ihrem inneren Gespür) die Pflege in externe Hände abgeben (sei es, dass eine Person zur Betreuung, Pflege und eventuellen Haushaltsführung ins eigene Heim kommt oder dass ein Umzug in eine geeignete Institution ins Auge gefasst wird). Wenn dies innerhalb der Familie möglich ist, sollten bei der Betreuung die Arbeit, die Verantwortung und die zeitliche Aufteilung gerecht und optimal auf mehrere Mitglieder abgegeben werden.

Bitte akzeptieren Sie dabei so gut als möglich, dass eine von Ihnen ausgeführte Pflegerolle in der Beziehung zur kranken Person keinen Platz hat. Ein wesentlicher Grund dafür ist die Intimsphäre. Jeder Mensch, egal in welchem Zustand er ist, darf diese als Grundrecht in Anspruch nehmen. Eine nahestehende Person kann diesen Anspruch normalerweise nicht erfüllen (egal, wie gut es gemeint ist). Zu einer Person ausserhalb der Familie, wie einer Pflegerin, besteht automatisch eine natürliche, emotionale und körperliche Distanz. So darf die kranke Person pflegerische Nähe eher zulassen, denn früher ging man ins Spital, wenn man krank oder verunfallt war und wurde dort gepflegt. Schenken Sie Ihrem Angehörigen Nähe durch Ihre Liebe – dies entspricht der gemeinsamen, ursprünglichen Beziehung!

Aggressionen

Am Anfang der Krankheit erleben die Betroffenen die Veränderungen oftmals mit Gefühlen der Verwirrung, Angst, Wut und Ablehnung; sie empfinden sich als Opfer, versuchen zu kämpfen oder die Situation zu ignorieren – je nach Temperament und Persönlichkeit. Dabei beobachtet man ein unterschiedliches Ausdruckverhalten bei Mann und Frau. Oft verhält sich der Mann aggressiver und ungehaltener in Bezug auf die an ihn gestellten Anforderungen, Entscheidungen und ungewollten Veränderungen. Er lässt sein Unbehagen und seinen Unmut an seinem Umfeld aus, vor allem dann, wenn dieses nicht so reagiert, wie er es möchte. Die Hemmschwelle sinkt, und er ist nicht mehr in der Lage, sein Verhalten wie früher zu reflektieren. Er hat sich buchstäblich »nicht mehr im Griff«, und es scheint, von aussen gesehen, dass ihm dies egal sei. Der Grund für sein Verhalten ist die Krankheit, die für ihn so vieles verändert und verschiebt und zu einem zunehmenden Kontrollverlust führt – als wäre er ferngesteuert. Bei der Frau beobachtet man weniger direkte Aggressivität, sondern häufiger ein Überspielen, Ignorieren und Jammern. Dies kann durchwegs freundlich und sanft geschehen.

Man kann sagen, dass beide Geschlechter unter enormem Druck stehen und in ihrem Innersten fast immer ihr persönliches Umfeld beschützen, es jedenfalls keinesfalls belasten wollen. Nur können sie das leider nicht mehr so vermitteln. Durch die Möglichkeit der kranken Person, in verschiedene vergangene Zeitepochen ihres

Lebens zu reisen, sowie durch die veränderte Fähigkeit, einen direkteren Zugang zum Gemütszustand zu haben (zu Lasten des freien Willens), erlebt das Umfeld einen ihnen in vielen Bereichen unbekannten Menschen.

Wie kann man nun mit ziemlich gegensätzlichen Aggressionsarten umgehen? Allgemein betrachtet ist es wichtig, innerlich einen Schritt aus der Situation zurückzutreten. Geben Sie sich vollumfänglich emotional ein, werden Sie für sich selber unweigerlich verlieren. Und je mehr das Vis-à-vis von Ihnen die Möglichkeit des Gegendrucks erhält, desto mehr wird davon intuitiv Gebrauch gemacht. Vermeiden Sie jeglichen direkten Widerspruch, denn dies führt nur zu einem Hin-und-her-Spiel. Fokussieren Sie sich stattdessen auf Ihre innere Führung und Wahrheit, entfernen Sie sich nötigenfalls aus der heiklen und angespannten Situation mit der kranken Person, indem Sie sich entschuldigen und zurückziehen – sei es auf die Toilette, ans Telefon oder kurz vor die Türe. Schon ein kurzzeitiges Austreten kann die angespannte Situation entschärfen und es ermöglichen, auf einer anderen Ebene einen unbelasteten Zugang zueinander zu pflegen.

Durch Ihre ruhige, klare und konfrontationslose Art vermitteln sie dem Gegenüber das Gefühl, dass alles gut ist, so wie es ist; dieses darf sich im Moment sicher und verstanden fühlen. Klagt und jammert Ihre Frau oder Mutter, probieren Sie empathisch mit folgenden Sätzen das Verständnis zu stärken:

— »Das ist gar nicht leicht, und es ist schwierig für dich, damit umzugehen; zum Glück gibst du nie auf.«

— »Das ist schwer, auch für dich tapfere Frau.«
— »Unverschämt, da würde man am liebsten auf den Tisch klopfen / an die Decke gehen / laut schreien.«

Was wir im gesellschaftlichen Umgang nicht gewohnt sind, ist, einmal auch keine Konversation zu führen. Wenn jemand ausser sich ist, kommt automatisch ein Reflex zu besänftigen, zu beruhigen, Lösungen vorzuschlagen, gut zuzureden. Bei Demenz darf man auch einmal schweigen und aushalten, bis so ein emotionales «Gewitter» vorbei ist – denn im akuten Moment gibt es absolut keine Möglichkeit zur aktiven Veränderung.

Schliesslich gibt es Demenzformen, bei denen die Aggressionen so stark und ausgeprägt erscheinen, dass nur noch eine medikamentöse Behandlung unter ärztlicher Leitung einen halbwegs erträglichen Umgang zulässt.

Der Vollständigkeit halber möchte ich hier darauf hinweisen, dass in der umgekehrten Betrachtungsweise auch Aggressionen bei den Angehörigen gegenüber dem geliebten Menschen entstehen können. Sich diesen Umstand einzugestehen fällt niemandem leicht. Anhand zweier Beispiele fällt es leichter, aufmerksam zu werden und zu bleiben; ebenso die Illusion, eine durch Aggression herbeigeführte positive Lösung sei bei Demenz möglich für Sie als Angehörige zu durchschauen.

Da diskutiert die gesunde Ehefrau endlos lang und in rageähnlicher Art mit ihrem kranken Ehemann darüber, dass sie keinesfalls unbedacht und fahrlässig zu viel Geld ausgegeben hat für eine finanzielle Anschaffung. Dieser wiederum hält trotz wortreicher Beteuerung seiner Ehefrau daran fest, dass es genau umgekehrt sei.

In einem anderen Fall versucht die Ehefrau dem Ehemann Tipps und Ratschläge zu erteilen, wie er am besten seinen Morgen mit Arzttermin, Kaffeetrinken auswärts und Heimkehren organisieren könne. Er wiederum ignoriert sämtliche Hinweise ihrerseits durch beharrliches Schweigen, was wiederum seine Frau dazu veranlasst, ihm völlig entnervt zu erwidern: „gut dann sage ich gar nichts mehr; schaue selbst, wie du mit dieser Herausforderung klarkommst!"

In beiden Fällen verlieren hier die Frau und der Mann, gesund oder krank, und dies, je mehr die Aggression in der Art und im Ausdruck mitmischt!

Obwohl jede Partei betroffen ist, kann nur die gesunde Partei etwas daran ändern, vorbeugen und verhindern. Merken Sie als Angehörige, dass da etwas schiefläuft, halten Sie mit einem gesprochenen oder gedachten STOPP zu sich selber inne – sofort! Spüren Sie in sich nach, was Sie brauchen und sich selber guttun könnten, um in eine solche streitähnliche Situation gar nicht erst reinzukommen oder wieder rauszukommen. Denn Streit mit einer an Demenz erkrankten Person ist völlig sinnlos für jede Seite, und eine kurzzeitige Befriedigung des „Dampfablassens" schlägt ganz plötzlich in Frustration und Niedergeschlagenheit für die Angehörigen um, welche oftmals tagelang daran zu kauen haben.

Lassen Sie als Partei ohne Demenz Ihren gesunden Menschenverstand die Regie führen und trotzen der Versuchung, ungesund zu debattieren, sich unnachgiebig zu verteidigen und aggressiv mit Worten zu kämpfen, weil die kranke Partei sich Ihnen entzieht durch das Abtauchen in die Welt der Demenz. Der Lohn der Entspannung, das Kräftesparen und das Vermeiden von nachhaltiger Frustration ist Ihnen als Angehörige dadurch gewiss.

Mitgefühl ohne Mitleiden

Je näher man miteinander zwischenmenschlich in Liebe verbunden ist, desto intensiver nimmt man den Schmerz, den Stress und die Traurigkeit der erkrankten Person wahr. Dadurch kann sich die Grenze zwischen Mitgefühl und Mitleiden so stark auflösen, dass es wichtig und nötig wird, sich diesem Thema zu widmen. Wenn Sie merken, dass Sie keine Kraft mehr haben, emotional völlig erschöpft sind und gleichzeitig nur noch den Wunsch verspüren, dass die ganze Situation endlich aufhört, ist es Zeit, einen Moment lang (der dauert dann so lange, wie *Sie* es brauchen) komplett aus der Situation auszutreten.

Dies ist äusserst anspruchsvoll, da Ihr Gewissen, Ihr Verantwortungsgefühl und Ihr Verstand Sie mit allen Mitteln davon abzubringen versuchen (mit Sätzen wie: »Das geht jetzt nicht«, »Du darfst die Person jetzt unmöglich im Stich lassen« etc.). Da hilft reinster positiver Zuspruch direkt zu sich selber – und, ganz wichtig: Geben Sie die unglaublich schwere Last der Verantwortung jener Macht ab, an die Sie selbst in Ihrem Inneren glauben (dies kann Gott sein, ein Engel, Buddha, Allah, ein Baum, ein Stein, das Universum etc.). So bewegen Sie sich auf den Ebenen Körper, Geist und Seele einen Schritt auf sich selber beziehungsweise auf Ihre persönliche Kraftquelle zu, die Ihnen Klarheit und Ruhe schenkt.

So werden Sie langsam immer mehr akzeptieren können, dass die kranke Person ihr Leben durchleben durfte (ganz egal, wie viele Erdenjahre dies ausmacht – viel entscheidender ist die Intensität der Entwicklung), mit allen positiven und schwierigen Aspekten, und dass nun genau diese Krankheit einen wichtigen und ergänzenden Punkt gegen Ende des Lebens nötig macht. Wenn der Kampf im Kopf von »Warum?« und »Wieso?« immer mehr beigelegt wird, darf Ruhe einkehren. Die Kraft, den geliebten Menschen in seinem Prozess nach bestem Wissen und Gewissen zu begleiten, gibt viel Sinn beim Weitermachen. Dann darf man der kranken Person ihren eigenen Weg zugestehen und selber die eigene Aufgabe und den eigenen Weg gehen.

Abschied

Oft höre ich von den Angehörigen den Satz: »Es ist ein Abschied auf Raten.« Meines Erachtens ist dies eine sehr unglückliche Betrachtungsweise, da ein Abschied immer ein Abschied bleibt. Für die Seele und den Verstand gibt es keinen »Abschied auf Raten«. Eine Geschichte, eine Phase, ein Lebensabschnitt ist zu Ende, es setzt bereits der Verarbeitungsprozess ein. Dieser Prozess dauert wiederum bei jedem Einzelnen individuell so lange, wie dies für ihn nötig ist. Anders ausgedrückt: Es dauert so lange, wie es dauert … Natürlich tut sich der Verstand mit dieser Tatsache unglaublich schwer, und man ist versucht, wie wild zu schauen, ob es vielleicht nicht doch anders möglich wäre. Sparen Sie bitte die Zeit und Energie, die Sie mit diesem sinnlosen Unterfangen verlieren, und nützen Sie als gesunder Mensch die Fähigkeit, Ungewohntes und Unbekanntes zu erlernen.

Haben Sie sich bewusst entschieden, den Lebensabschnitt-Abschied zuzulassen, dürfen Ruhe, Klarheit und Kraft einkehren. Bei der Krankheit Demenz ist dies sicher eine besonders anspruchsvolle Herausforderung, da die kranke Person sich definitiv aus dem Hier und Jetzt verabschiedet und ihren persönlichen Weg geht. Es gibt keine Hoffnung auf eine Rückkehr ins jetzige Leben.

Seit Generationen sind wir es gewohnt, Abschied zu nehmen – sei dies, weil wir das aus freier Entscheidung wollen oder weil uns der Tod den geliebten Menschen entreisst. Beim Demenz-Abschied besteht nie Freiwilligkeit, und der Tod wartet in weiter Ferne. Sie sehen, es ist für unser Inneres eine unbekannte Situation; der Mensch hat sich erst daran zu gewöhnen. Dies verunsichert, macht Angst und frustriert. Doch wenn wir uns innerlich auf Hilfe, Klarheit und Lösung fokussieren, dürfen wir etwas erdrückende Schwere abgeben und spüren, dass wir nicht alleine sind.

Probieren Sie es aus – auch wenn es unter Umständen ein wenig Übung und Ausdauer braucht. Glauben Sie daran und gestehen Sie sich zu, dass Sie es als Angehörige/-r verdient haben, leichter in der Situation zu leben, den Abschied ohne Wenn und Aber akzeptieren zu können und zu erkennen, dass es mit dem geliebten Menschen durchwegs noch Zeit zu erleben gibt. Es wäre doch schade, wenn wir uns der Freude über das Zusammensein verschliessen, nur weil wir unser Denken ständig auf den Abschied fokussieren. Es gibt dafür eine treffende Redewendung: Alles zu seiner Zeit!

Humor und Lachen

Ja, liebe Angehörige, auch bei Demenz gibt es durchwegs witzige und humorvolle Momente. Ich staune immer wieder, welch grossartige Möglichkeiten der Leichtigkeit die kranken Personen uns »Gesunden« aufzeigen. Dadurch laden sie uns unbewusst ein, doch das ganze Leben etwas leichter zu nehmen, und wir erkennen immer mehr, welch grosse Bedeutung wir der materiellen Welt im Alltag einräumen. Demenzkranke Personen leben im Hier und Jetzt; sie verarbeiten und erledigen von dort aus ihre unerledigten Themen.

Als Beispiel: Wenn Ihre Mutter Ihnen zum gefühlt hundertsten Mal bei Kaffee und Kuchen detailgetreu das Rezept ihrer Gemüsesuppe erklärt, haben Sie die Möglichkeit, sich kontinuierlich immer mehr zu nerven – oder beherzt zu lachen und ihr zu sagen, wie einmalig sie doch sei und wie toll, dass Sie jetzt endlich das Rezept erfahren hätten und dass Sie es gleich sofort aufschreiben würden. Durch Ihr befreiendes Lachen (Achtung: Hier ist ausdrücklich nicht das Auslachen gemeint) laden Sie das Gegenüber ein, mitzulachen – und was gibt es Schöneres, als zusammen zu lachen? Danach fühlen Sie sich beide gut, zufrieden und vollkommen in sich ruhend – herrlich. Ich bin überzeugt, wenn Sie sich zurückerinnern, wann so etwas das letzte Mal vorgekommen ist, könnte es sein, dass es einige Zeit her ist …

Eine weitere Möglichkeit: Ihr Vater hatte sein Leben lang einen trockenen, einzigartigen Humor und liebte es, seine Mitmenschen mit Worten voller Schalk herauszufordern. Nützen Sie diese Tatsache und sprechen Sie ruhig in guten Momenten so mit ihm. Er wird es erkennen und freudig mitmachen, wie in guten alten Zeiten!

Dann wären da noch die Eheleute: Auch diese finden bestimmt einen lustigen Film, eine Fernsehsendung, bei der sie gemeinsam lachen konnten (heute kann man Vergangenes im Shop des Schweizer Fernsehens oder im Internet besorgen), eine »Lumpeliedli«-Kassette zum Mitsingen und Klatschen oder eine Kassette ihres bevorzugten Kabarettisten, um sich einfach für eine gewisse Zeit unbeschwert zu freuen. (Selbstverständlich darf es auch eine CD sein. Ich erwähne hier bewusst die Kassette, da diese der älteren Generation möglicherweise mehr entspricht.)

Egal in welcher Rolle Sie sich befinden: Ein positiver Aspekt der Situation besteht darin, dass sich die erkrankte Person immer weniger mit der heute so weit verbreiteten Alltagssorge verbinden kann und dadurch stetig offener für reine Freude, für das Lachen und den Humor wird. Dies ändert sich beziehungsweise verschwindet erst wieder gegen Ende der Krankheit. Bis dann bietet sich uns eine Zeit, die wir in Leichtigkeit wunderbar heilend nutzen können.

Betreuungs- und Pflegeformen

Bezüglich der möglichen Betreuungs- und Pflegeformen spüre ich bei verschiedenen Angehörigen eine grosse Verunsicherung. Deshalb möchte ich diesem komplexen Thema einen eigenen Absatz widmen. Da die Zunahme der Demenzkranken rasant steigt, ist die Gesellschaft herausgefordert, immer wieder neue Möglichkeiten der Betreuung und Pflege anzubieten. Leider läuft das keinesfalls parallel ab, genauer gesagt: Es gibt eine zu große Nachfrage und zu wenige Angebote.

Informieren Sie sich über die Angebotsmöglichkeiten: über Heime und andere Institutionen, über die private Betreuung und Pflege bei Ihnen zu Hause, über die Angebote der Spitex und kleine Wohngemeinschaften. Schieben Sie Ihre Ängste, die durch alle möglichen schlimmen Erzählungen Ihrer Umwelt entstanden oder gefördert worden sind, entschieden auf die Seite. Diese behindern Sie nur in Ihrer natürlichen Neugier und in Ihrem Wissen, und beides benötigen Sie, um eine vollkommen stimmige Entscheidung zu treffen. Seien Sie achtsam und wachsam im Spüren, welche Form oder welche Institution die richtige ist. Ist beim Besuch und Gespräch in einem Heim, bei der Spitex oder bei einer speziellen Betreuungsperson in Bezug auf Ihre/-n Angehörige/n das Gespür in Alarmbereitschaft, fühlen Sie sich wie blockiert und missverstanden oder verhält sich der/die Angehörige plötzlich besorgniserregend anders, dann bedeutet dies: Vorsicht – da gibt es Änderungsbedarf! Es ist völlig in Ordnung, sich gegen ein

Heim oder eine Lösung zu entscheiden, wenn sie so nicht für alle Beteiligten stimmt.

Oft erhalte ich die Rückmeldung: »Wir Angehörigen haben gar keine Wahl und stehen total unter Zugzwang.« Ein Grundrecht im Leben besteht darin, eine Wahl zu haben – es kann sein, dass Sie unter Druck und Stress die Wahlmöglichkeit(en) nicht sehen und wahrnehmen können. Setzen Sie, wann immer möglich, alles daran, sich mit Ihrem Gefühl zu verbinden und alle Blockaden, die Sie daran hindern, wegzuräumen. Zur richtigen Zeit, in sich ruhend und in offener Haltung erkennen Sie immer automatisch, welche Wahl Sie haben und was die richtige Lösung und Entscheidung ist.

Hier eine grundsätzliche Entscheidungshilfe: In jeder Betreuungs- und Pflegeform dürfen die kranke Person und Sie als Angehörige sich wohl, unterstützt und respektiert fühlen. Angebotene Leistungen sollten vom Anbieter wie vereinbart eingehalten werden. Sie dürfen Entlastung auf körperlicher und emotionaler Ebene erwarten und als selbstverständlich entgegennehmen.

Beeinflussung durch die Gesellschaft

Sehr oft geschieht eine persönliche Beeinflussung durch das Umfeld bzw. die Gesellschaft durchwegs sanft und indirekt, so dass wir diese auf den ersten Blick gar nicht bewusst in vollem Umfang wahrnehmen können. Da ist etwa die besorgte Nachbarin, die liebevoll und bestimmt mitteilt, das gehe ja gar nicht, dass Ihre arme Mutter stundenlang alleine Zeit verbringen müsse und deswegen auf all die komischen Ideen komme. Solche Bemerkungen lösen bei Ihnen zunehmenden Druck aus, zumal Ihre Mutter Zeit mit sich alleine braucht, dies schon immer genau so gehandhabt hat und momentan sogar äusserst viele Besuche und Aufmerksamkeiten von Ihrer Familie geniesst. In diesem Beispiel kann Eifersucht eine unbewusst gesteuerte Motivation der Nachbarin sein, die vielleicht selbst von ihrer eigenen Familie nur wenig Beachtung und Aufmerksamkeit bekommt und nun täglich durch Ihre gelebte Situation zuschauen darf, wie es anders möglich wäre.

Oder Sie werden von Ihrem Bruder besorgt darauf hingewiesen, dass die Wohnsituation der Mutter menschlich nicht mehr vertretbar sei, obwohl vor wenigen Tagen alle Geschwister die Situation diskutiert haben und einstimmig zum Schluss gekommen sind, alles genau so zu belassen und sich erst wieder gemeinsam zu beraten, wenn sich der Allgemeinzustand der Mutter stark verschlechtern würde. Der innere Leidensdruck Ihres Bruders wurde genau in diesem Moment unaushaltbar, und die für ihn einzige Möglichkeit, diesen zu mildern, bestand darin, in Aktion zu treten.

Solche Beispiele gibt es in unzähligen Variationen und Situationen. Allen ist gemeinsam, dass sie Blockaden, Zweifel, Unsicherheiten, Druck und Frust auslösen können. Es braucht Zeit, Mut und Reflexion, um zuzulassen und zu erkennen, dass die ganze Geschichte direkt nichts mit einem selbst zu tun hat. Es sind die Unzulänglichkeiten der anderen, die diese dazu verleiten, uns ihre Sorgen, ihre Belastungen und ihren Stress rüberzuschieben, damit wir beim Tragen behilflich sind. Eine durchwegs menschliche Verhaltensweise – und in einer normalen Situation mehr oder weniger akzeptierbar beziehungsweise tragbar. Nun ist und bleibt die Demenzsituation aussergewöhnlich, und die emotionalen Kraftreserven zeigen sich, je länger desto begrenzter. Ganz klar und eindeutig zeigt sich auch, dass jeder Mensch verpflichtet ist, sein eigenes Leben zu leben, und selber verantwortlich ist für seine Körper-, Geist- und Seelenentwicklung. Wir können diese niemandem abnehmen, sondern nur ab und zu eine Hand und ein Wegweiser für unsere Mitmenschen sein (sinnbildlich gesprochen).

Was können wir nun in solchen Situationen tun, um in unserer Mitte und stark zu bleiben? Gerne möchte ich als Einstiegsleitfaden das Sprichwort benützen: »Allen Leuten recht getan ist eine Kunst, die niemand kann.« Sie werden immer jemanden finden, der aus den unterschiedlichsten Gründen probiert, Sie in Frage zu stellen. Die Kunst liegt darin, das Gesagte zu hören, es aber umgehend an einem vorbeiziehen zu lassen, ohne eine Resonanz darauf entstehen zu lassen, also ohne das Gesagte als Wahrheit anzunehmen, darüber nachzudenken und sich dadurch automatisch beeinflussen und verunsichern zu lassen.

Immer wenn Ihnen etwas komisch, unlogisch und völlig aus dem Zusammenhang gerissen vorkommt, gilt es, äusserst achtsam und wachsam zu sein. Denn dann versucht jemand, Sie energetisch zu benützen und zu missbrauchen.

Der Weg, die Beziehung und die Verbundenheit zwischen Ihnen und dem Demenzangehörigen sind immer einzigartig, und nur Sie selbst spüren, erkennen und leben es genau richtig! Die Aufgabe besteht darin, die eigene Energie sorgsam zu beschützen, zu vermehren und zu achten, damit die Herausforderung »Demenz als Angehöriger« gesund gelebt werden kann.

Hilfe zur Selbsthilfe

Nach dem Lesen dieses Buches haben Sie mental hilfreiche Werkzeuge bekommen, die es Ihnen ermöglichen, mit der ganzen Situation »Demenz als Angehöriger« leichter, klarer und gesünder umzugehen. Immer vorausgesetzt, Sie sind sich selber gegenüber achtsam. Seien Sie liebevoll nachsichtig, wenn es einmal nicht so läuft, wie Sie es sich erhoffen, und machen Sie von neuen Ideen und Erkenntnissen Gebrauch, indem Sie sich durch nichts von Ihrer Vorstellung, wie es leichter und passender sein könnte, abbringen lassen. Die Versuchung, den vermeintlich einfacheren Weg einzuschlagen, verführt einen immer genau dann, wenn man es am wenigsten erwartet … Gerechterweise geht dies allen Menschen so, also haben Sie den Mut, immer wieder erneut zu probieren.

Natürlich braucht es manchmal eine gewisse Zeit, bis sich die Schwere, die Fragen nach dem »Warum?«, die Ausweglosigkeit und sogenannte Sinnlosigkeit der Situation sowie die Zweifel auflösen. Doch Sie haben die Möglichkeit, durch eine veränderte Sichtweise und den bewussten Entscheid aus der Opferrolle auszusteigen, diese persönliche Geschichte stark, klar und emotional gesund zu erleben und innerlich durch eine vertiefte Erkenntnis zu wachsen.

Oft werde ich gefragt, wie das mit der Opferrolle gedacht sei, man sei doch schliesslich kein Opfer. Denken Sie daran: Übergrosse Ängste, Verzweiflung und Fluchtgedanken (hier ist gemeint: Flucht aus der erdrückenden

Situation) sind ganz klar Merkmale einer Opferhaltung. Als Anmerkung: Ein Täter empfindet diese Gefühle so niemals, denn bei ihm dominieren Überlegenheit, Kraft und Selbstsicherheit.

Die gesunde Mitte zwischen diesen beiden Polen und das Integrieren von gemachten Erfahrungen sind meines Erachtens ein lohnendes Ziel. Dafür wünsche ich Ihnen von Herzen ganz viel Mut, Fokussierung und Ausdauer. Denken Sie daran, Sie tun es für sich und für die gemeinsame Verbindung mit einem geliebten Menschen, und Sie sind es tausendfach wert!

Über die Autorin

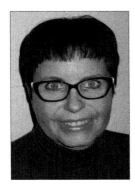

Karin Fahrni wurde 1970 in Zürich geboren. Schon früh baute sie durch die Beziehungen zu ihren Grosseltern eine ganz besondere Verbundenheit zu älteren Menschen auf. Nach diversen Aus- und Weiterbildungen im medizinischen, psychologischen und pflegerischen Bereich, ergänzt durch ihre hellseherischen, hellhörenden und hellfühlenden Fähigkeiten, setzt sie sich heute für die Gesundheit des Menschen auf körperlicher, geistiger und seelischer Ebene ein – immer mit Einbezug des Patienten und dessen Angehörigen, getragen von der Überzeugung, dass nur eine ganzheitliche Gesundheit ein erfülltes Leben ermöglicht.

Seit 2008 führt Karin Fahrni eine eigene Praxis für Gesundheit (www.demeste.ch).